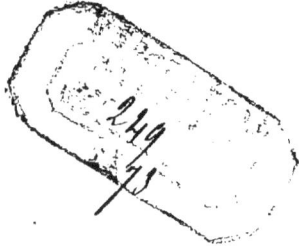

Société de Médecine, Chirurgie et Pharmacie de Toulouse.

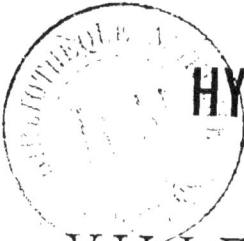

HYGIÈNE PUBLIQUE

DE LA

VILLE DE TOULOUSE

RAPPORT

PRÉSENTÉ A LA SOCIÉTÉ AU NOM DE LA COMMISSION
PERMANENTE DE SALUBRITÉ PUBLIQUE ;

Par M. le docteur FONTAGNÈRES, *rapporteur.*

RAPPORT

PRÉSENTÉ A LA SOCIÉTÉ AU NOM DE LA COMMISSION
PERMANENTE DE SALUBRITÉ PUBLIQUE.

MESSIEURS,

Votre Commission d'hygiène, s'inspirant du désir pressant de la plupart d'entre vous, désir plusieurs fois exprimé dans cette enceinte, a examiné longuement quelques questions principales qui intéressent l'hygiène publique de la ville de Toulouse ; elle a l'honneur de vous soumettre aujourd'hui le résultat de son travail sur cet important sujet. Votre Commission n'a pas eu l'intention de vous communiquer un Mémoire de longue haleine ; car les questions dont elle a à vous entretenir sont très-simples par elles-mêmes, et les mesures à prendre, le cas échéant, au point de vue de l'amélioration de notre hygiène publique, très-praticables. Cette exposition sera donc aussi succincte et aussi claire que possible, laissant, pour ainsi dire, les faits plaider eux-mêmes leur cause.

Ce désir d'améliorations importantes, et d'ailleurs réalisables, vous a été inspiré par de sérieux motifs : les maladies saisonnières, que vous avez eu à traiter, et que vous soignez encore, ont été très-fréquentes. De ce nombre sont la gastro-entérite, la dysenterie, la diarrhée cholériforme des jeunes enfants, qui a presque revêtu, pendant quelques jours, un caractère épidémique. Il est vrai que la haute température à laquelle nous avons été soumis pendant un grand mois a été pour beaucoup dans l'aggravation de ces maladies ; mais c'était là un motif de plus pour écarter, autant que possible, toute cause d'insalubrité.

Ne savons-nous pas , d'autre part , que quelques cas de choléra se sont montrés dans l'ouest de la France et jusque dans la capitale. Nous ne voulons pas donner à cette considération plus d'importance qu'elle n'en a ; mais nous voyons déjà qu'à Paris on s'est hâté d'assainir les hôpitaux , les égouts ; d'enlever plus rapidement encore toutes les matières putrides. En outre, le corps médical , chez nos voisins et chez nous-mêmes , nous transmet journellement les preuves de sa sollicitude et de sa vigilance constantes à cet endroit. C'est donc un devoir formel pour la Société de médecine de Toulouse de s'enquérir des conditions d'hygiène générale dans lesquelles se trouve la ville. Et puis, de bonnes mesures sanitaires dans les grandes agglomérations ont leurs avantages dans toutes les saisons, et de ce qu'elles soient réclamées plus impérieusement aujourd'hui , il ne s'ensuit pas qu'elles soient inutiles demain. Peut-être aussi, ayons le courage de l'avouer, serait-il opportun de stimuler un peu la négligence traditionnelle de la ville de Toulouse au point de vue de l'adoption de certaines mesures d'hygiène publique , déjà prises depuis longtemps dans des villes même moins importantes que la nôtre.

Nous savons que des efforts ont été tentés pour obtenir d'heureuses modifications : pour une raison ou pour une autre , peu de chose a été fait. Comme on l'a fort bien dit avant nous, en pareille matière, il ne suffit pas d'avoir de bonnes intentions, il faut mettre la main à l'œuvre. Un effort est nécessaire pour rompre une habitude ; il ne nous en coûtera pas de reconnaître que notre honorable municipalité a marché courageusement dans cette voie , et nous l'en félicitons sincèrement. Cependant , vous désireriez quelque chose de plus

encore , et certains d'avance d'un concours empressé pour la
réalisation de vos vœux dans la limite du possible , nous
formulerons dans cet aperçu les questions principales qui ont
attiré votre attention. Sans entrer en aucune façon dans les
questions financières , pour la discussion desquelles nous
n'avons pas qualité , la Société de médecine se contentera
d'indiquer les réformes qui lui paraissent utiles , et elle
compte sur le succès , parce qu'elle a surtout à compter sur
le bon vouloir.

Entretien de la voie publique. — Par l'entretien de la voie
publique, nous entendons trois opérations importantes :
1° L'enlèvement des immondices et détritus de ménage fait
le matin par les tombeliers; 2° le balayage des rues et des
ruisseaux ; 3° l'arrosage des rues et des grandes voies de com-
munication en été. Ces trois opérations, tendant au même
but, sont connexes. Nous allons dire quelques mots sur chacune d'elles séparément, insistant surtout sur ce qui nous
parait le plus nuisible dans les usages actuels.

1° *Enlèvement des détritus de ménage et des immondices.* —
Ce sujet a paru être aux yeux de votre Commission le plus
important dont elle eût à s'occuper. Les pratiques fâcheuses
dont l'usage persiste à cet endroit, depuis longues années ,
nous ont paru bonnes à signaler en présence des progrès
que l'hygiène publique a faits , depuis vingt ans , dans
toute la France , et de l'aggravation des maladies dont
nous parlions tout à l'heure. Examinons donc les faits. A
mesure que les détritus et débris de ménage s'accumulent
dans les habitations , les ménagères vont dans la soirée ,
quelquefois de bonne heure , déposer ces débris en tas devant leur porte. Ces tas s'accroissent le matin quand les appartements sont balayés, et attendent ainsi le passage du tombelier chargé de les ramasser seul avec une pelle d'une main,
un petit balai de l'autre. Ils sont ainsi jetés dans un tombereau à parois disjointes. Nous ignorons à quelle heure les

tombeliers commencent leur besogne; mais nous savons très-bien qu'une grande quantité de rues ne sont pas encore débarrassées à 10 ou 11 heures.

Nous allons montrer un à un les graves inconvénients de ce système. Nous trouvons d'abord ou que les tombeliers ne se mettent pas en marche d'assez bonne heure, ou que leur nombre est insuffisant. Trois heures, au plus, doivent suffire pour débarrasser la ville de ses immondices, de 6 à 9 ou de 7 à 10. Ensuite, les tombereaux ne paraissent pas faits du tout pour l'usage auquel on les fait servir. Les parois n'en sont pas assez élevées ; car, dans la marche du tombereau, quantité de détritus ne sont pas retenus, et se répandent facilement sur la voie publique dans les dernières rues parcourues. Ces parois sont également mal jointes ; nous avons vu des planches séparées l'une de l'autre par de larges espaces qui donnent un libre passage aux matières contenues dans le tombereau. Ces tas d'immondices, séjournant quelquefois depuis la veille sur la voie publique, sont foulés et dispersés par les roues des voitures et les pieds des chevaux au moins pendant toute la matinée. Cette dispersion est favorisée par les chiens errants qui fouillent les tas jusqu'au dernier moment, et surtout par l'industrie du chiffonnier. Il arrive donc que lorsque le tombelier se présente, il ramasse le tas ; mais comme il n'est pas chargé de balayer la rue, et qu'il n'y pourrait suffire seul, il passe outre, laissant une rue malpropre, et notamment une place boueuse et dégoûtante à la place des débris. Dans l'impossibilité où il est de ramasser cette boue éparse, c'est autant de perdu pour la culture maraîchère.

Il est un moyen simple de remédier à tous ces inconvénients, moyen très-connu d'ailleurs et pratiqué aujourd'hui dans la plus part des grandes villes telles que Lyon, Marseille. Voici comment la chose se pratique à Lyon. Chaque propriétaire est tenu de mettre à la disposition de ses locataires une caisse assez grande de forme et de dimensions données. Les ménagères de la maison viennent se débarrasser dans cette

caisse des détritus de leurs appartements ; et quand le tombelier, dont le passage est annoncé le matin par une cloche
appendue au tombereau se présente, chacune de ces caisses
est rapidement et facilement déversée dans le véhicule. Ainsi
sont obtenus du coup, la rapidité du service, la disparition
des boues malsaines, l'encombrement moindre des rues, la
conservation des matières organiques destinées à l'engrais, etc.

Il faudrait donc pour arriver à ce but si désirable, imposer aux jardiniers adjudicataires l'obligation d'avoir des tombereaux élevés, à parois bien jointes. Ils devraient s'en-
gager à avoir terminé leur besogne à une heure fixée
d'avance ; il n'y a pour eux dans tout ceci que des avantages.
Nul doute qu'ils ne l'acceptassent avec empressement et que
l'adjudication n'atteignit un prix plus élevé.

Il serait plus difficile de plier l'habitant à ce nouvel usage
dans le début ; mais il s'apercevrait bientôt lui-même de ses
nombreux avantages. L'autorité devrait commencer par sévir
contre les contrevenants. La police se ferait ensuite par les
habitants eux-mêmes qui deviendraient honteux de ne pas se
conformer aux habitudes de propreté de leurs voisins. Nous
trouvons enfin cette pratique si simple que nous nous expli-
quons difficilement comment on a pu différer jusqu'à aujour-
d'hui pour en faire l'application. C'est là une mesure impor-
tante, capitale, sur laquelle a été principalement portée votre
attention. Votre Commission n'ignore pas qu'il y aurait dans
son application une quantité de détails sur lesquels l'autorité
devrait s'instruire complétement par l'exemple des autres
villes où elle est en usage. Mais nous la croyons possible et
nous en attendrions de grands avantages.

2° *Balayage public de la rue et des ruisseaux.* — Nous
devons convenir que les rues de Toulouse ne sont pas pour
la plupart d'une grande propreté. Cela tient au défaut de
balayage public. Il est abandonné tout entier à l'initiative de
chaque particulier et Dieu sait comment il s'en acquitte. S'il
le fait d'ailleurs, il amènera rapidement les immondices de la

rue dans la rigole boueuse devant sa porte. Il ne voudrait ni
ne pourrait les conduire vers l'égoût. Il est facile de compren-
dre les causes multiples qui concourent à la malpropreté
d'une voie publique en l'absence du balayage que nous
recommandons. Nous avons dit que le tombelier laissait le
matin, beaucoup d'immondices dans la rue sans compter les boues dégoûtantes à peine distantes de quelques
mètres. Qu'on joigne à cela quantité d'autres saletés de provenances diverses : la poussière, la boue dans les jours de
pluie, les débris de maçonnerie tels que mortiers et plâtras,
le crottin des chevaux, etc. Tout cela mêlé, ramolli, infect
est porté vers la flaque stagnante de la rigole voisine. Ces
débris organiques et putrescibles fermentent dans l'humidité
et donnent lieu dans plusieurs endroits surtout à des miasmes qui peuvent constituer un danger pour la santé publique
dans tous les temps, mais surtout à l'époque des chaleurs.
Nous signalerons ces rigoles où croupit une petite quantité
d'eau chargée de matières en décomposition et qui réunissent
toutes les conditions malfaisantes des marécages. Cette eau
bourbeuse se rencontre malheureusement dans presque tous
les quartiers de la ville.

Il nous faudrait donc un service public de balayeurs ou de
balayeuses, qui nettoyant la rue à une certaine heure de la
journée, amasseraient les immondices destinées à être recueil-
lies plus tard par des tombeliers spéciaux et distincts de ceux
qui sont préposés à l'enlèvement des débris de ménage ; les
balayeurs approprieraient surtout les rigoles en conduisant
vers l'égoût les eaux sales et chargées de détritus de toute
sorte. Cette opération devrait se faire au moins de deux jours
l'un. L'égoût recevrait ainsi moins de matières et serait très-
difficilement obstrué.

3° *Arrosage public.* — La question de l'arrosage public est
très-intimement liée à la précédente ; en effet, tant qu'il
n'existera pas de balayage public, l'arrosage quel qu'il soit,
public ou privé, perd ses avantages et donne lieu à des incon-

vénients. La ville fournit de l'eau aux habitants deux fois par jour pour arroser le devant de leurs portes ; le matin et le soir pendant un temps donné. Les bouches à eau sont ouvertes et les habitants désireux de se procurer un peu de fraîcheur en été, se précipitent sur cette eau avec une pelle, un balai, ou tout autre instrument pour la projeter dans la rue. Or, le matin, les tombeliers ne sont pas encore passés ; et le soir, comme la rue n'a pas été balayée, son état est le même avec un tas d'immondices en moins et les boues qui en résultent en plus. C'est ici qu'éclatent les graves défauts de ce système. Nous ne nous arrêterons pas à l'inconvénient qu'il y a à traverser une rue que les habitants sont en train d'arroser. Cet arrosage, multiplié à l'infini et simultané pendant le règne des chaleurs, a pour résultat de projeter sur les vêtements des gouttes d'eau bourbeuse qui souillent le passant. Si la quantité d'eau répandue sur la voie est petite, il y en aura juste assez pour imbiber les immondices et volatiliser malheureusement les produits de leur décomposition. Si, au contraire elle est plus considérable, ou bien on aura au milieu de la voie des flaques d'eau stagnante et bourbeuse ou bien cette eau s'écoule vers le ruisseau qui devient ainsi son réceptacle avec les matières qu'elle entraîne. En un mot, l'arrosage même des particuliers qui malgré ses désavantages, pourrait présenter des avantages plus grands dans l'hypothèse du balayage de la rue, devient, sans cette condition une pratique contraire aux principes élémentaires de l'hygiène.

Pour certaines grandes voies, l'administration des ponts-et-chaussées dont elles relèvent ne fait rien, on l'a très-justement fait déjà remarquer. Pour certaines autres dont l'entretien incombe à la ville, on n'aboutit à aucun résultat avec le système suivi. Prenons pour exemple les allées Lafayette. Il n'y a qu'une bouche à eau pour toute la longueur de l'allée. L'arrosage public se fait à la pelle et à l'aide de petits barrages pratiqués de distance en distance. La voie est si large qu'il faut toute l'après-midi aux deux hommes chargés de ce travail sur l'allée principale et les contre-allées. C'est en outre très-pénible et quand ils ont atteint la moitié de leur besogne on pourrait la recommencer au point de départ. Autant vaut dire que l'arrosage public n'existe pas. L'initiative privée a fait une tentative très-louable dans le quartier commerçant de la rue de Metz. Plusieurs particuliers se sont cotisés pour acheter une pompe qui fonctionne très-bien. Malheureusement et nous sommes toujours obligés de nous répéter sur ce point, la voie n'ayant pas été balayée, ce beau quartier reste souvent malpropre et on le comprend sans peine quand on réfléchit à l'énorme circulation qui l'encombre pendant toute la matinée.

Nous proposerions donc tout au moins pour les grandes voies et les places publiques, l'arrosage au tonneau. Il se ferait en été une fois par jour immédiatement après que les balayeurs auraient enlevé la boue, la poussière ou les immondices. Pour les petites rues on pourrait continuer à laisser chaque habitant arroser le devant de sa porte ; à deux conditions : la première, qu'un système au moins élémentaire de balayage public existât partout ; la seconde, c'est qu'on ne permettrait aux particuliers d'arroser qu'après le passage des balayeurs. De cette façon la propreté de la rue serait obtenue ainsi que le rafraîchissement de l'air sans avoir à redouter la production et la dispersion de miasmes nuisibles.

Création de Water-Closets. — Votre Commission, Messieurs, a jugé utile de vous dire quelques mots sur cette question. Un de ses honorables membres a fortement insisté sur l'absence de tout établissement de ce genre dans notre ville et il nous a longuement raconté ce qu'il a vu à ce sujet dans les villes du Midi. Or, Marseille, par exemple, se distingue par le nombre et la propreté merveilleuse des cabinets publics, qui dans tous les quartiers fréquentés s'offrent à tout le monde pour la somme de dix centimes. A Toulon, à Avignon, à Nîmes, qui sont des villes beaucoup moins importantes que la nôtre, il en est de même. Les beaux hôtels ne craignent pas dans ces localités le voisinage de ces étabissements qui sont si admirablement tenus. A Paris même chacun de ses luxueux passages a son Water-Closet sans en excepter le Palais-Royal. Nous ne saurions dire à quelles conditions sont créés ces établissements mais nous sommes bien forcés de conclure que, puisqu'ils existent dans tant de villes, c'est que leur installation est très-peu coûteuse ou même qu'ils rapportent un bénéfice.

Après ces quelques considérations nous nous sommes demandé en quoi il serait impossible que Toulouse possédât aussi quelques Water Closets. Pourquoi, par exemple, n'en installerait-on pas un aux abords du Capitole ou même sur un point de ses façades Il nous semble qu'il en faudrait un autre sur la place Lafayette, un au bout des allées aux environs de la statue Riquet, un sur la place du Pont, d'autres encore au Grand-Rond, aux abords du Palais de Justice, sur la place du Chairedon, sur les champs de foire, peut-être, etc. Nous croyons au succès complet d'une entreprise semblable, puisqu'elle réussit ailleurs. On pourrait dans tous les cas faire un essai pour trois ou quatre de ces établissements en se conformant au mode d'installation des autres villes et sur lesquels l'autorité se renseignerait en détail et très-facilement.

D'une manière générale, nous n'aurions pas désiré la création de cabinets gratuits tous ceux que nous avons vus sont rendus toujours et partout complétement impraticables au bout de quelques jours. Ils ne sont habituellement pas gardés et on ne peut pas en approcher. L'épreuve en a été faite dans plusieurs villes. Ces cabinets publics et gratuits ne peuvent d'ailleurs être installés que dans des endroits isolés, sur le bord de la rivière, par exemple, et rendent dès lors peu de services puisqu'ils sont éloignés des grands centres de circulation. Malgré cela quelques membres de la Commission ont pensé que ces cabinets gratuits ne devaient pas être absolument proscrits à la condition qu'ils fussent nettoyés d'une manière très-régulière comme ils le sont dans la plupart des gares des chemins de fer.

A ce sujet nous vous présenterons deux autres considéra-

tions. Beaucoup de maisons dans les quartiers excentriques
de la ville ne possèdent pas de fosses d'aisance, et par cela
même deviennent insalubres pour peu que les locataires se
négligent ; et de plus, cette fâcheuse absence favorise une émi-
gration répétée et obligée dans les rues et les terrains voisins. Il faudrait donc obliger chaque propriétaire à avoir dans
sa maison une fosse mobile qui serait vidée à certaines épo-
ques. Les règlements l'y obligent d'ailleurs d'une façon for-
melle et il ne s'agit que de les faire appliquer. Nous n'hésitons
pas à donner ce conseil malgré la valeur des arguments qui
se sont produits en sens contraire et qui ne peuvent trouver
leur place ici.

Une seconde remarque que nous avons faite, c'est que certains vastes établissements devraient être tous protégés par
une clôture d'alignement. Par exemple sur le boulevard Saint-
Pierre, les rotondes avancées de l'arsenal, laissent dans leur
intervalle, des terrains enfoncés qui rendent ce quartier
dégoûtant, on voit même encore dans les rotondes des ou-
vertures de déversement, donnant librement sur la voie publique. Ne serait-il pas urgent de protéger ces terrains par
des clôtures qui relieraient les rotondes les unes aux autres.

Destruction des chiens. — Votre Commission, Messieurs, ne
peut pas passer sous silence une question qui intéresse également l'hygiène de notre ville et qui nous paraît devoir com-
porter une amélioration aussi radicale que facile. Trois ou
quatre fois pendant l'année, la municipalité prévient les
habitants qu'elle fera procéder à la destruction des chiens.
On se sert pour cela de boulettes renfermant de la strych-
nine que les agents de police leur donnent publiquement au
milieu de la rue. Les effets de ce terrible poison ne se font pas
attendre ; ils ne sont pourtant pas assez rapides pour que
nous n'assistions très-souvent à cet horrible spectacle d'un
pauvre animal en proie aux plus atroces convulsions.
Nous déclarons catégoriquement que ce système de destruction
doit être supprimé au plus vite. La fourrière est cent fois pré-

férable. Nous voulons bien qu'on détruise les chiens errants
quand le nombre en devient trop considérable. Mais le chien
n'est pas de ces animaux qu'on puisse détruire d'une manière aussi barbare et dont on puisse offrir l'horrible agonie
en spectacle à la foule des passants. Ce spectacle est immoral,
il blesse profondément les meilleurs sentiments du cœur. On
s'en détourne péniblement impressioné et chacun désire en
passant ne plus revoir une chose semblable. Et maintenant
dans un autre ordre d'idées, n'est-il pas vrai que les corps
de plusieurs de ces animaux sont souvent oubliés en grand
nombre et longtemps dans divers quartiers ? Ne vous êtes-
vous pas plaints plusieurs fois, ici même, de la putréfaction
de ces corps morts sur la voie publique ; autre chose encore,
on détruit par ce moyen une grande quantité de chiens aux-
quels leurs maîtres tiennent beaucoup, sans atteindre tous
ceux qui sont des chiens errants.

Eh bien, à la place de ce système inconvenant, il faut
qu'on installe une fourrière. Les chiens seraient conduits
dans un local disposé *ad hoc* et nourris pendant quelques
jours. Si quelqu'un de ces animaux ayant disparu du domi-
cile de son maître était réclamé par celui-ci dans un laps de
temps marqué, il ne serait rendu qu'à la condition que la
nourriture de l'animal plus une amende fussent payés. Passé
ce temps, les chiens seraient détruits. L'entretien de la fourrière serait payé croyons-nous par la pension des chiens et
les amendes. A Paris la fourrière est permanente ; tout chien
non muselé est constamment pris par la police, on est d'ailleurs certain de le retrouver si on y tient. Pourquoi ne ferait-
on pas de même ici? Nous avons éloigné l'idée d'une fourrière
temporaire ; elle devrait être également permanente pour être
efficace, car la ville de Toulouse renferme un nombre très-
considérable de chiens errants. Les agents de police seraient
chargés d'attraper ces animaux au lacet surtout pendant la
nuit et vers le matin. Ce serait en effet un moyen d'éviter des
rixes funestes, et les heures matinales seraient celles qui se
prêteraient le mieux à une besogne fructueuse sous ce rapport.

Avec ce système on aurait l'avantage de pouvoir supprimer aussi le service d'enlèvement des bêtes mortes qui se fait si mal et dont pourtant le fonctionnement régulier eût été si important pour l'hygiène publique.

Des boîtes de secours. — Vous vous êtes souvent plaints, Messieurs, du mauvais état dans lequel vous avez trouvé les boîtes de secours, quand il nous est arrivé d'en avoir besoin, ce mauvais état est facile à expliquer. On passe souvent de longues périodes sans qu'on se trouve dans la nécessité de les ouvrir; pendant ce temps des détériorations surviennent et au moment pressé, il n'y a presque plus rien. Nous nous faisons votre interprète, en faisant un appel au zèle bien connu de nos confrères de l'état civil pour l'inspection de ces boîtes qui devraient être complétées au préalable. Vous désirez aussi que ces boîtes renferment un flacon de chlorure d'antimoine et un cautère actuel avec lequel on puisse cautériser sur l'heure les morsures faites par des chiens enragés.

Nous allons, Messieurs, résumer en quelques mots les améliorations que votre Commission a jugées indispensables dans l'hygiène publique de la ville de Toulouse.

1° On devrait renoncer au système actuellement suivi pour faire recueillir par des jardiniers adjudicataires sur tous les points de la ville, les immondices et débris de toute sorte. Il faudrait imposer à chaque propriétaire l'obligation de se munir d'une caisse de dimension uniforme, imiter en cela les autres grandes villes et assurer la ponctuelle exécution des règlements par un contrôle des plus sévères.

2° La création d'un service de balayage public est nécessaire pour débarrasser les rues et les ruisseaux de toutes les immondices de provenances diverses, et qui n'étant jamais enlevées se putréfient, et peuvent devenir avec le temps une cause d'infection.

3° Nous désirerions aussi un service d'arrosage public en été au moins pour les grandes voies et dans la limite du possible.

4° Nous demandons l'installation de cabinets publics sur

les points les plus fréquentés de la ville et que nous avons énumérés plus haut,

5° L'empoisonnement des chiens sur la voie publique et sous l'œil des passants nous paraît présenter de très-graves inconvénients. On devrait mettre les chiens en fourrière. Les avantages de ce système ont été expliqués ci-dessus.

6° L'inspection des boîtes de secours doit être faite d'une manière très régulière par MM. les médecins de l'état civil. Ces boîtes complétées doivent renfermer, en outre, un flacon de beurre d'antimoine, et un cautère pour la cautérisation extemporanée des morsures de chiens enragés.

Tel est, Messieurs, l'ensemble des quelques mesures dont vous nous avez donné le programme et que vous vous proposez de solliciter d'urgence des autorités compétentes. Nul doute qu'après avoir beaucoup fait, on ne s'efforce encore d'améliorer l'hygiène publique d'après les indications que vous nous avez chargé de résumer, Pour quelques-unes d'entre elles, il ne faut qu'une volonté ferme : Et si quelques autres étaient de nature à imposer quelque léger sacrifice, où pourrait-on trouver un emploi plus utile, plus fécond, plus nécessaire des deniers publics.

L'importance de notre cité, qui est une des plus grandes villes de France, qui reçoit tant d'étrangers, commande d'ailleurs, ces mesures de salubrité publique adoptées dans des villes bien moins considérables,

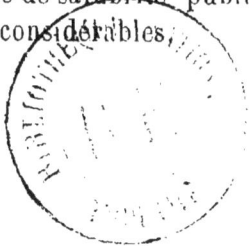

Toulouse, Impr. Louis & Jean-Matthieu Douladoure.